AF401306

QUELQUES OBSERVATIONS

SUR

LA VACCINE

PAR

Henry BONNET.

.... Suus cuique mos.

(TÉRENCE.)

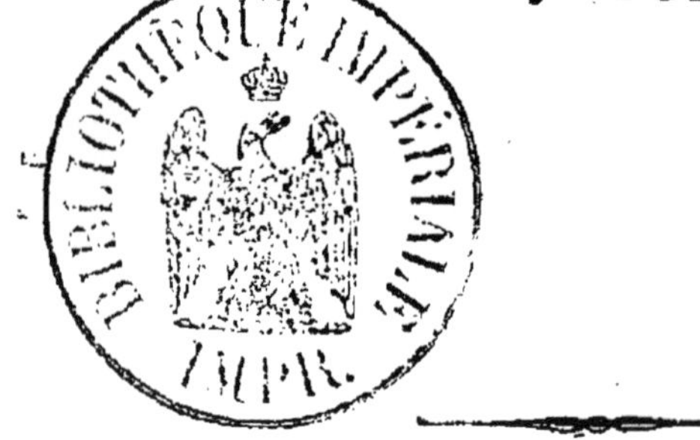

PARIS,

IMPRIMERIE DE MOQUET,

92, rue de la Harpe.

1837.

A M. le Professeur PIORRY.

Paris. Imprim. de Moquet, 92, rue de la Harpe.

SUR LA VACCINE.

I.

La vertu préservatrice de la vaccine est-elle absolue ?

Presque tous les travaux qui ont été publiés depuis 1796, par tous ceux qui ont eu à cœur de faire jouir l'humanité de l'immortelle découverte de Jenner, se sont prononcés affirmativement en faveur de cette question. — Les travaux des anciens comités de vaccine établis, tant en France qu'en An-

gleterre, en Allemagne et en Italie, et les contre-
épreuves faites publiquement par des hommes qui
voulaient avant tout la vérité, témoignent assez
qu'il ne reste plus de doutes à cet égard. — Qu'on
consulte les observations de Pearson, Simmons,
Thornson et Wodeville; les expérimentations faites
à Vienne, par le docteur Carro; les brochures pu-
bliées au commencement de ce siècle, par François
Colon, à Paris, et le docteur Odier, à Genève; et
le compte rendu des séances de l'ancien comité de
vaccine; et le traité sur le même sujet, par le docteur Sacco, ancien directeur de la vaccine en Italie;
l'ouvrage du docteur Aikin, on trouvera partout
unanimité pour la vertu préservatrice et absolue
de la vaccine. — Voici comment le docteur Aikin
s'explique : « La vaccine, dans son état véritable,
« quand elle a été accompagnée d'une fièvre générale
« et qu'elle a parcouru régulièrement son cours, pré-
« serve de la petite vérole. »—Cet aphorisme a encore aujourd'hui, selon nous, toute la portée qu'il
avait alors.

L'enthousiasme, qui accompagne toujours une
nouvelle découverte, fut tel que ses sectateurs prô-
nèrent la vaccine outre mesure. Ils prétendirent
que le vaccin était non seulement le préservatif de

la variole, mais encore de toutes les éruptions de forme variolique. — Pourtant, dès le commencement de ce siècle, on rencontra des cas isolés de varioloïde sur des sujets vaccinés ; mais la prévention était telle qu'on douta. Les hommes qui l'avaient remarqué, passèrent bien vite de l'enthousiame au fanatisme, et craignant d'entraver la marche du bienfait nouveau proposé à l'humanité, ils cessèrent d'être justes appréciateurs de ce qu'ils avaient remarqué.— Si, dès cette époque, on eût su établir la différence qui existe entre les éruptions de forme varioleuse entre elles, on n'eût pas été dans la nécessité de tenir cachés les cas de varioloïde observés sur des sujets vaccinés ; car, selon nous, comme nous chercherons à l'établir, le vaccin ne garantit pas de la varioloïde. — L'erreur dans laquelle on a vécu vient de ce qu'on n'a pas su assez préciser, dans le principe, le genre d'éruption, dont on pouvait être préservé par le powcox. — Nous pensons que le vaccin préserve à tout jamais de la variole les individus sur lesquels il a été inoculé ; mais nous avons une opinion contraire en ce qui regarde la varioloïde.

Pour se faire mieux comprendre, il est utile d'établir, comme nous l'entendons, les caractères pré-

cis de la variole, de la varioloïde, de la varicelle,
du vaccin et du faux vaccin. — Les descriptions
que nous allons donner sont également connues des
nosologistes et des praticiens ; mais, comme une
description convenable des cas de variole observés
sur des sujets vaccinés, n'a pour ainsi dire jamais
accompagné les rapports de ceux qui ont pu les
voir, nous croyons indispensable de rappeler leurs
signes caractéristiques et de poser des jalons entre
les affections de forme varioleuse.

Et d'abord, nous ne nous occuperons de la partie historique d'aucune de ces maladies. — Ainsi,
qu'on fasse coïncider la variole à l'époque de la
naissance de Mahomet (572 de notre ère) ; qu'on
la fasse remonter, d'après Rhazès et Avicenne, à
une époque antérieure, peu nous importe.

Nous établissons dans la variole comme dans les
maladies éruptives qui lui sont analogues, cinq périodes : incubation, invasion, éruption, suppuration, et une cinquième période qui serait à la fois
d'exsiccation et de desquammation. (On sait très bien
que le temps d'incubation de toute maladie contagieuse est celui qui s'écoule entre le premier contagium et le premier malaise qu'éprouve le malade.)

Le temps d'incubation de la variole naturelle

pourrait difficilement se déterminer ; la contagion se développe avec plus ou moins de rapidité, selon le tempérament de l'individu qui en est atteint, et la prédisposition plus ou moins grande qu'il a à contracter cette maladie. — On doit tenir compte aussi de la constitution épidémique. Quoi qu'il en soit, cette période peut être, dans la plupart des cas, fixée à huit ou dix jours. — Nous pensons bien qu'il y a des individus qui ont porté le germe de cette maladie pendant plusieurs mois avant qu'elle ne se déclarât ; ils font exception. — Le temps d'incubation de la variole inoculée est un peu moins long que celui de la variole naturelle. Il est habituellement de sept à huit jours.

L'invasion de la variole est le temps qui se passe entre le premier malaise et l'éruption. Elle dure ordinairement trois jours. Le premier jour, le pouls est légèrement élevé, le malade a des frissons, des bouffées de chaleur qui cessent pour revenir bientôt. Le second jour, des nausées et des vomissements surviennent, le pouls s'accélère ; une céphalalgie sus-orbitaire accable le malade, qui est inquiet et éprouve en même temps de la lassitude et de l'en-gourdissement dans tous les membres. Il se réveille en sursaut. Si la contagion affecte un enfant, ce·

lui-ci sera continuellement assoupi ; il se plaindra de douleurs vives dans le dos et le bas des reins. Si c'est un vieillard qui se trouve atteint de la variole, il aura des sueurs et une grande propension au sommeil. Chez les uns et chez les autres, il y a douleur vive à l'épigastre et des vomissements répétés et fréquents ; le lendemain les mêmes symptômes continuent, souvent avec plus d'intensité.

Vers la fin du troisième jour, ou le commencement du quatrième, l'éruption commence.— C'est à la face que cette éruption se manifeste d'abord sous la forme de petits points d'un rouge violet à peine visibles à l'œil nu, mais très reconnaissables à la loupe. Ces points paraissent successivement à la partie extérieure du tronc, aux bras et aux mains, puis aux cuisses, au dos, aux jambes et aux pieds.—Six à huit heures après le commencement de l'éruption, on aperçoit très bien des petites taches roses qui offrent un point d'élévation à leur centre.—Ces taches, qui existent dans l'épaisseur ee la peau, paraissent et se développent d'instant dn instant. Avant la fin du premier jour de l'éruption, elles représentent une petite tumeur comme tuberculeuse qu'on apprécie parfaitement au toucher. Les symptômes offrent moins d'intensité jusqu'au septième jour. Pour peu qu'on ait, à cette époque, disséqué des pustules varioliques, on a été à même de constater qu'elles se trouvent dans le tissu réticulaire du derme, quelquefois dans les aréoles de ce tissu. — On en a vu même faire saillie dans le tissu cellulaire sous-jacent. — A la fin du quatrième jour une auréole se forme autour des pustules qui se dépriment et laissent apercevoir à leur centre un point ombilical. Le diamètre des boutons dont l'opercule est plat, varie de quatre à huit millimètres ; et, au toucher, on reconnaît facilement un corps tuberculeux logé dans le derme. Les boutons sont d'un blanc brillant avec une légère teinte rose au centre. Au septième jour, les traits du malade sont tellement déformés qu'il est méconnaissable. — Il y a un gonflement général, principalement à la face et aux mains ; les paupières surtout paraissent comme infiltrées et œdémateuses. — Les pustules sont alors très saillantes et ont perdu de leur diaphanéité ; le virus qu'elles contenaient est devenu trouble et d'un blanc olivâtre. La structure multiloculaire disparaît ; il n'y plus qu'un seul foyer qui est rempli de pus.

Le virus diaphane des boutons est ordinairement trois jours à se transformer en pus, et la suppuration est terminée ordinairement dans l'espace de vingt-quatre heures. Au deuxième jour de l'éruption, l'auréole qui entourait les pustules a pâli; cependant, si la variole a été confluente, il y a désordre dans la marche des symptômes. Il est alors difficile d'établir au juste le point d'intersection entre la période d'éruption et celle dite de suppuration. Il semble que les périodes anticipent les unes sur les autres. Il y a quelquefois agglomération des pustules et recrudescence de fièvre qui ne cesse que lorsque tout le pus s'est écoulé.

A l'autopsie d'un individu qui a succombé à la variole, on reconnaît aux pustules varioleuses une structure multiloculaire dont les auréoles sont remplies d'un virus transparent et visqueux (bien entendu que l'individu aura succombé du troisième au sixième jour de l'éruption) ; au milieu se trouve une bride de laquelle divergent des cloisons radiées de manière qu'en coupant transversalement on reconnaît une liaison de parties comme spongieuses qui composent un tout. Le fluide qui s'en échappe a une teinte rougeâtre tant soit peu diaphane.

Les pustules, qui ont pris successivement les couleurs indiquées, tendent chaque jour à prendre une teinte brunâtre de plus en plus foncée et deviennent plus dures au toucher. Quand la variole a été discrète, les croûtes tombent isolément au quinzième jour de l'éruption. Quand la variole a été confluente, elles se détachent en lambeaux le vingtième, quelquefois le vingt-cinquième jour. Nous devons ajouter qu'il s'exhale des individus atteints de la variole une odeur qu'on ne rencontre jamais chez les individus atteints de la varioloïde ou de varicelle, ces deux affections fussent-elles confluentes.

La marche et les symptômes de la variole inoculée sont les mêmes que ceux de la variole naturelle.

On reconnaît très bien qu'après une inflammation qui a déterminé de petits abcès dans le tissu intro-aréolaire du derme, il doit y avoir une grande dépression dans les endroits qui en ont été le siége. C'est en effet ce qui a lieu. La peau, surtout à la figure, est stigmatisée et labourée par des creux ou cicatrices qui ressemblent assez à des petites brûlures. Ces creux sont d'autant plus profonds que la maladie a été intense, et que l'éruption a traversé la couche papillaire du derme et détruit son corps muqueux.

Décrivons maintenant les signes qui font reconnaître la varioloïde , et tâchons de bien établir la différence qu'il y a entre eux et ceux de la variole.

La varioloïde, comme la variole, est contagieuse. Elle a sa période d'incubation qui n'excède pas trois à quatre jours. Sauf les cas d'épidémie, on ne doit guère lui tenir compte de l'influence atmosphérique.

L'invasion de cette maladie commence par une petite fièvre qui est généralement moins violente que celle qui accompagne la variole. Il est rare que, pendant les prodrômes, les malades éprouvent des nausées et des vomissements ; il y a aussi absence de douleurs lombaires. Comme dans la variole, l'éruption s'annonce par de petites taches à la peau qui ont beaucoup de ressemblance avec des piqûres produites par des puces. Ces taches deviennent roses, et prennent un développement beaucoup plus rapide que celles de la variole. Dès le troisième jour de l'éruption, les pustules, au lieu d'être ombiliquées, présentent un gonflement à leur centre; et, contrairement à l'éruption variolique, elles couvrent fréquemment la poitrine et l'abdomen avant de faire irruption à la figure. Cependant on ne

pourrait pas indiquer *à priori* que l'éruption débu-
tera infailliblement sur telle partie du corps avant
de paraître sur telle autre. La marche de cette maladie ne paraît pas aussi régulière que celle de la
variole, et l'éruption ne s'effectue pas, pour ainsi
dire, d'un seul jet comme dans celle-ci. — On re-
marque aussi du troisième au quatrième jour de
petites vésicules diaphanes qui ont quelque analogie avec du petit pemphigus ; elles perdent, vers
le cinquième jour de l'éruption , leur transparence.

M. Gendrin les a comparées fort judicieusement
à de petites hydatides qui sortiraient de la peau.
Ces pustules ont plutôt une forme ovulaire que
circulaire ; le contraire a lieu dans l'éruption de
variole.—Si la varioloïde est confluente, et que les
pustules couvrent tout le corps , il y a peu de rémission dans la fièvre. (La rémission de la fièvre
dans la variole , est un des signes caractéristiques
de cette affection). Le pouls prend de l'accéléra-
tion ; pourtant la peau n'est pas érysipélateuse,
infiltrée comme dans la variole.

Si, comme cela a lieu presque toujours, l'éruption n'est pas confluente, les pustules alors sont
disséminées par deux et par trois. — Il y a encore

ceci de remarquable entre les pustules varioloïdales et les pustules varioleuses, c'est qu'au toucher,
les premières semblent pénétrer la peau moins profondément que les secondes. Si, au quatrième et
au cinquième jour de l'éruption, on fait pénétrer
une lancette dans une pustule varioloïdale, toute
la sérosité d'un blanc jaunâtre s'écoulera; en pra-
tiquant la même opération à une pustule varioleuse on est certain qu'elle ne se videra pas entièrement, et qu'au lieu d'un fluide séreux, il en
sortira une humeur visqueuse.

La période de suppuration de la varioloïde met
la moitié moins de temps à s'effectuer que celle de
la variole. Elle a lieu à la fin du sixième jour ou
au commencement du septième. A cette époque,
les pustules sont arrivées à leur plus grand développement. Elles sont plates, et la sérosité qu'elles
contiennent en très petite quantité a perdu sa
transparence et est devenue épaisse. — En déchi-
rant la membrane qui se trouve à la surface des
pustules, on voit couler une sérosité blanchâtre;
bientôt après, on est forcé de reconnaître que le
tissu du derme n'a pris qu'une part très minime à
l'inflammation qui a eu lieu.

Il faut convenir cependant qu'il y a un instant

où les pustules varioloïdales ont une ressemblance très grande avec les pustules varioleuses. Cette ressemblance a lieu au moment de la suppuration, par conséquent, pendant bien peu de temps. C'est à cette époque qu'on peut observer une dépression à leur centre, surtout chez celles qui ont pris un grand développement,

Dans l'affection varioloïdale, la dessiccation et la desquammation s'effectuent vers le huitième jour de l'éruption, à peu près à la même époque où la suppuration d'une variole discrète commence à s'effectuer.

Si l'on examine la structure anatomique des pustules varioloïdales, on reconnaîtra qu'elles n'ont chacune qu'un seul foyer, et que pas une n'offre l'organisation multiloculaire des pustules varioleuses. C'est un fait bien caractéristique de l'éruption varioloïdale.

On reconnaît aisément que la varioloïde parcourt ses périodes beaucoup plus promptement que la variole; qu'elle présente beaucoup moins de danger à ceux qui en sont atteints ; que la forme et la structure anatomiques sont tout à fait différentes, et que le temps fait disparaître du moins en grande partie les traces, tandis que les empreintes laissées par la variole sont ineffaçables ; ce sont des stigmates qui accompagnent l'homme jusqu'au tombeau.

Voilà des caractères bien tranchés pour faire reconnaître les différences remarquables entre la variole et la varioloïde.

Les signes et symptômes de la varicelle sont différents de ceux des affections que nous venons de décrire.

Dans la varicelle, les temps d'incubation et d'invasion se confondent. On ne reconnaît souvent aucuns symptômes précurseurs d'une fièvre d'éruption. Point de courbature, de malaise général, de céphalalgie, de nausées, de vomissements. Des pustules, d'abord rouges, puis pâles, enfin livides, paraissent dans l'espace de vingt-quatre heures. Elles passent de la forme sphérique à la forme lenticulaire, se flétrissent et se dessèchent promptement. Pendant l'éruption, la suppuration , la desquammation, qui s'opèrent en quelques heures, la fièvre est à peine sensible. Dans l'espace de trois à quatre jours la maladie a disparu.—On rencontre cependant des varicelles qui se prolongent jusqu'à la fin du cinquième ou sixième mois.

Considérée anatomiquement, la structure des

pustules de cette maladie est la même que celle des pustules de la varioloïde. L'humeur qu'elles contiennent est séreuse et peu abondante. Il n'y a qu'un foyer pour contenir cette sérosité. Nous dirons encore que les pustules sont superficielles. — Dans la varicelle comme dans la varioloïde, le pigmentum qui donne sa couleur à la peau n'a pas été détruit. On sait alors pourquoi ceux qui ont été atteints de la varioloïde et de la varicelle ont conservé toutes leurs couleurs.—Les éruptions varioleuses et vaccinales laissent toujours, au lieu des cicatrices une teinte pâle et blafarde. Dans ces deux dernières maladies, le pigmentum a été détruit, et l'on sait qu'il ne se reproduit pas.

Voilà trois maladies sur les signes et symptômes desquels nous sommes bien fixés.

Montrons maintenant à quels caractères on reconnaît la vraie et la fausse vaccine : La vraie vaccine a une telle ressemblance avec la variole que l'œil le plus exercé pourrait confondre les pustules. Dans la vraie vaccine il y a un temps d'incubation et d'invasion qui commence au moment de l'insertion et qui finit vers la fin du troisième jour ou le commencement du quatrième. Avant que l'œil puisse apercevoir un petit point rose au point d'insertion, on a déjà pu sentir une petite granulation sous le doigt ; la loupe a également fait découvrir un commencement de travail. — Un petit point inflammatoire se laisse d'abord apercevoir et se développe insensiblement en étendue jusqu'au dixième jour à partir de l'insertion.

Trois jours après le commencement de l'éruption, la pustule vaccinale laisse déjà apercevoir une dépression ombilicale à son centre. Cette dépression devient de plus en plus apparente jusqu'au moment de la dessiccation. Le fluide que la pustule vaccinale contient est diaphane et visqueux comme celui que contient la pustule varioleuse. Il ne commence à se troubler, à devenir épais et comme purulent que vers la fin du neuvième jour d'insertion. L'opercule de chaque pustule est d'une si grande ténuité qu'il arrive assez souvent que les chemises le détruisent par le frottement ; de là écoulement de l'humeur visqueuse. Nous avons omis de dire qu'on commence à apercevoir, vers le troisième jour de l'éruption, une auréole qui va toujours en augmentant du centre à la circonférence, et n'excède pas plus de douze millimètres d'étendue. Dans l'espace de cinq jours, cette auréole passe au rose foncé et au rose

tirant sur le violet. Cette auréole ne commence à
disparaître que vers le onzième jour. Sa dispari-
tion s'opère de la même manière que son appari-
tion, c'est-à-dire du centre à la circonférence.

Une belle pustule vaccinale, arrivée à son
plus grand développement, peut avoir de dix à
douze millimètres de diamètre ; nous disons belle,
parce qu'il faut bien qu'on sache que les pustules
ne prennent pas un développement uniforme sur
tous les enfants ; sur les uns elles sont très plates,
et contiennent peu d'humeur visqueuse ; chez
d'autres elles sont tant soit peu bombées, et l'humeur vaccinale est plus abondante ; chez quelques enfants, le cercle inflammatoire paraît plus
prononcé que chez d'autres. Sur tous la maladie
parcourt ses périodes de la même manière et dans
le même espace de temps. Le vaccinateur attentif
et observateur peut le plus souvent se rendre
compte de tous ces petits changements.

La période de suppuration s'effectue du neuvième au onzième jour de l'insertion ; la dessiccation commence vers le onzième jour. Depuis cette
époque jusqu'au treizième, il semble que la dessiccation s'opère de la circonférence de la pustule à
son centre, puisque la liqueur qui se trouve dans

l'espèce de bourrelet décrit par quelques vaccinateurs, et qui était restée presque limpide jusqu'à
cette époque, a perdu sa transparence et reflue
vers le centre.

Au treizième jour, au contraire, la dessiccation
s'opère du centre à la circonférence. La croûte
change de couleurs plusieurs fois, celles de jaune,
rouge, et enfin arrive au brun foncé. La desquamm-
mation se fait du vingt-deuxième au vingt-hui-
tième jour; et, à la place des croûtes, il reste des
cicatrices gaufrées et plus ou moins profondes.
Nous pourrions donner d'autres signes; mais nous
n'y attachons pas assez d'importance pour les décrire. Si l'on considère la structure anatomique
des pustules vaccinales, on constate qu'elles ont
une organisation multiloculaire comme les pustules
varioleuses, et que cette disposition cesse à l'époque de la suppuration par la rupture des cloisons
interloculaires.

Plus de 25,000 personnes vaccinées par mon
père, le docteur Emile Bonnet, de Coutances, le
mirent à même de constater qu'il n'y a aucun
symptôme pathognomonique qui puisse révéler
que l'inoculation qu'on a pratiquée réussira.

Lorsque la personne qu'on a vaccinée n'a pas,

selon lui, eu la variole, ne porte pas de cicatrices vaccinales, et que, pour inoculer, on ne se sert pas d'un vaccin trop vieux, on a les plus grandes chances de succès.

Il a conservé du vaccin dans des tubes pendant plus d'une année sans que sa faculté reproductive et préservatrice fût altérée.

Sur les personnes que nous venons de désigner, on réussit à peu près vingt-neuf fois sur trente.

Aux signes du vaccin que nous venons d'analyser ajoutons encore quelques symptômes généraux : La fièvre commence à se manifester vers la fin du troisième jour et va en augmentant jusqu'au dixième ; cette fièvre dénote l'infection générale. Les glandes axillaires sont un peu tuméfiées et endolories ; aussi doit-on porter les enfants pendant ce temps avec précaution. Les adultes et les vieillards éprouvent aussi cet engorgement. Chez les uns et chez les autres, le pouls présente un peu plus de fréquence pendant deux ou trois jours, de la fin du septième au dixième jour. Du reste, il est rare qu'un vacciné soit dans la nécessité de garder le lit.

La fausse vaccine diffère de la vraie en ce que dès le commencement du second jour d'insertion, on voit poindre au milieu des piqûres des petites pustules cônoïdes, dont le développement marche avec une très grande rapidité. Il en est tout autrement de la marche de la vraie vaccine.

Les pustules de la fausse vaccine sont en général un peu plus grosses qu'un grain de mil et ne sont pas déprimées à leur centre. Lorsqu'on déchire une enveloppe épidermique qui couronne ces pustules, on voit sortir d'un seul jet une humeur jaunâtre plutôt séreuse que visqueuse. — La desquammation est totalement terminée avant la fin du sixième jour. — L'examen anatomique des fausses pustules vaccinales a démontré que leur structure n'est point multiloculaire.

M. Husson a admis une seconde variété de fausse vaccine, dont on trouvera la relation dans le dictionnaire des sciences médicales. Nous dirons en passant que cette variété doit être, avec M. Bousquet, considérée comme une véritable vaccine.

Sans citer tous les auteurs qui ont écrit sur la vaccine, nous parlerons seulement de deux ouvrages publiés l'un en 1828 par M. Gendrin, l'autre en 1833 par M. Bousquet. En lisant ces deux ouvrages, on est forcé de reconnaître un bonheur d'analyse, de loyauté et d'observation très grand.

Bien que nous partagions leur manière de voir dans la plupart des faits qu'ils ont avancés, nous différons sur un point tout-à-fait majeur. Ces deux observateurs concluent que la varioloïde préserve de la variole et que le vaccin préserve de l'une et de l'autre de ces maladies. Toutefois, dit M. Gendrin, avec cette modification que la varioloïde aura été contractée autrement que par l'influence du contagium variolique. L'un et l'autre prétendent encore que la varioloïde tire son origine de la variole. M. Bousquet va même plus loin encore ; car, après avoir donné une description bien circonstanciée de la varioloïde, il s'écrie : « N'avons-nous pas déjà assez de virus sans qu'il soit besoin d'en découvrir de nouveaux ! » M. Bousquet a parfaitement raison ; nous en avons en effet beaucoup trop. Qu'y faire ? Non seulement tenir compte de tous les principes morbides qui existent, mais encore constater ceux que l'on découvre. A coup sûr, notre intention n'est pas de rouvrir la boîte de Pandore et d'en faire sortir un nouveau principe malfaisant pour l'humanité. Nous voudrions, au contraire, rassurer les esprits timorés en faveur de la plus heureuse découverte des temps modernes. Le virus de la

varioloïde n'est pas le même que celui de la variole ;
il peut être à la vérité contagieux comme lui, mais
il forme cependant une maladie *sui generis* qui
n'est point d'origine varioleuse. Il ne devrait pas
rester d'incertitude sur la différence qui existe
entre ces deux maladies. Marche, symptômes,
construction anatomique des pustules, humeur
renfermée dans leur intérieur, bénignité de l'une,
malignité de l'autre, rien n'est semblable.

Quand on a donné pour la première fois, la
description de la varioloïde, la vérité a commencé
à se faire jour. On a reconnu qu'il existait une
maladie qui n'était ni la variole discrète ni la varicelle, à moins toutefois qu'on ait voulu donner
le nom de varioloïde à l'une des deux espèces de
varicelles décrites par Sidenham Cullen, et Stoll.
Dans la Nosographie de Pinel on trouve la description de deux variétés de varicelle. Il est à regretter
que ce savant professeur n'ait pas donné une
description plus étendue de la variété dont les boutons sont plus gros et plus remplis. Assurément on
eût reconnu tous les symptômes qui caractérisent
la varioloïde.

La description que donnent de la varicelle Sim·

mons et Wodeville sous le nom de Swine-Pox n'est autre pour nous qu'une varioloïde.

M. Bousquet, qui ne veut pas qu'on découvre de nouveaux virus, et qui prétend que la varioloïde est d'origine varioleuse, et qu'on peut se préserver de cette maladie par l'inoculation du vaccin, dit cependant : « Si la vaccine exclut la variole, elle n'exclut pas des éruptions d'apparence varioleuse lesquelles, il est vrai, ont existé de tout temps ; mais on y faisait moins d'attention, parce qu'on n'y avait pas le même intérêt. »

On doit penser, comme quelques médecins le pensent du reste, que la varioloïde est une maladie tout à fait différente de la variole ; et le grand nombre d'éruptions varioloïdales que l'on rencontre chez des sujets bien vaccinés doit confirmer l'opinion que le vaccin est impuissant pour préserver de la varioloïde.

Comment se fait-il que des médecins, recommandables à plus d'un titre, aient rencontré la variole aussi souvent sur des sujets vaccinés, aient cru par suite à l'affaiblissement du vaccin, ou au moins à sa vertu préservative temporaire, et aient conseillé à leurs gouvernements des revaccinations ? Pourquoi ont-ils perdu la confiance

qu'ils avaient dans le vaccin, et propagé leurs ap-
préhensions ou leurs craintes? C'est qu'ils ont
ignoré ou n'ont pas voulu se rendre compte de ce
qui était arrivé au temps de la publication de la
découverte de Jenner, de ce qui avait été publié
à cette époque par les détracteurs du Cow-Pox;
c'est qu'ils ne se sont pas rappelé que peu de temps
après les premières vaccinations, on observe des
éruptions de forme varioleuse sur des sujets vaccinés. Si, au temps de Jenner, la varioloïde avait
été décrite comme maladie à part, tous les bran-
dons de discorde qui ont été jetés n'auraient pas
agité tant d'esprits. On aurait su que le vaccin
préservait d'une maladie grave; mais qu'il ne pouvait rien contre une maladie dont la marche, le
plus souvent tout à fait bénigne, ne donne pas
d'inquiétude sérieuse.

Nous ne pouvons croire aux varioles en masse
qui ont été observées de l'autre côté du Rhin ; et
quand le docteur Steim vient dire, sans aucune
description préalable de la maladie qu'il a obser-
vée, qu'il a constaté 186 varioles sur 1055 personnes vaccinées, nous sommes forcés d'avouer
que nous manquons de foi.

Pour se rendre compte des prétendues varioles

qu'on voyait après vaccination, la dégénérescence du vaccin vint à l'idée. Dès lors les éruptions vaccinales ne parurent plus aussi belles. Ce mot *dégénérescence* a fait fortune, et le procès fut fait au puissant préservatif de la variole, procès, du reste, dont les débats n'ont pu que consolider l'immense vertu.

Des épidémies de varioloïde se manifestèrent en même temps, ou successivement, dans plusieurs parties du globe sur des sujets portant de belles cicatrices vaccinales. Les principales eurent lieu à Edimbourg, à Philadelphie, en 1813 et 1814 ; on en vit d'autres en Pensylvanie en 1818, à Paris en 1825...... Le bruit que firent dans le monde médical ces éruptions fut tel qu'on ne tarda pas à en voir bientôt partout.

Certes, on voit des cas de varioloïde en assez grand nombre sur des sujets bien vaccinés; mais ces cas ne doivent point ébranler la foi dans le vaccin. De même que l'on a rencontré la varioloïde sur des sujets qui avaient eu la variole, de même aussi on a pu la rencontrer sur des sujets vaccinés. Si les médecins qui ont remarqué tant d'éruptions de forme varioleuse sur des sujets portant des belles cicatrices vaccinales, si ces médecins eussent donné la description des maladies qu'ils ont observées, il serait peut-être facile de leur démontrer qu'ils ont pris une maladie l'une pour l'autre ; à moins, toutefois, que les varioles dont ils parlent n'aient atteint des individus ayant eu du faux vaccin. Il pourrait se faire aussi qu'ils aient rencontré des cas isolés de variole sur des sujets vaccinés ; mais ces cas isolés ne peuvent faire autorité contre la vaccine ; encore une fois, ce sont des exceptions qui ne peuvent rien contre la règle.

Parmi les maladies qui n'affligent qu'une seule fois le même individu, en est-il une qui ne se soit jamais rencontrée deux fois sur la même personne? Quel est le médecin assez osé qui pourra dire que telle personne, par cela même qu'elle aura éprouvé la rougeole ou la scarlatine, ne contractera plus une de ces maladies? Aucun, sans doute. On sait très bien qu'il y a des maladies qui ne se montrent qu'une fois sur le même individu. Cette connaissance résulte de la pratique la plus ordinaire. Cependant, il y a une foule d'exemples qui attestent que des enfants ont eu deux fois la variole, deux fois la rougeole, deux fois le croup..... etc. Dans toutes les maladies il y a des anomalies ; ces anomalies ne peuvent déranger un ordre établi par la nature.

Si, lorsque le vaccin fut proposé et administré comme moyen préservatif de la variole, on avait su établir la différence qui existe entre cette maladie et la varioloïde, une foule d'erreurs n'auraient pas été commises, et on ne serait pas aujourd'hui dans la nécessité de faire des efforts pour prouver sa vertu absolue. A cette époque, malheureusement, la structure anatomique de ses pustules n'avait pas été examinée sérieusement, et comparée à celle de la variole; *inde mali labes*.

Si la varioloïde procédait de la variole, elle devrait dans quelques circonstances la reproduire. C'est ce qui n'arrive jamais.—La variole non plus ne produit point la varioloïde. Si des cas de varioloïde ont été observés à la fin de quelques épidémies de variole, nous ne voyons aucune raison de conclure que la première de ces maladies procède de la seconde. C'est une nouvelle maladie qui se déclare quand l'autre a cessé de faire ses ravages.

Mon père, le docteur Emile Bonnet, inocula la varioloïde sur des sujets vaccinés, sur des sujets stigmatisés par la variole, et sur des sujets n'ayant eu ni l'une ni l'autre de ces maladies.

Il transmit le virus varioloïdal à neuf petits gar-
çons dont le moins âgé avait huit mois, et le plus
âgé cinq ans et sept mois.—Ils n'avaient eu ni les
uns ni les autres la vaccine ou la variole. Trois
jours après les piqûres, il vit poindre au point d'insertion une éruption varioloïdale. Aucun de ces
enfants ne fut malade au point de garder le lit. Sur
huit de ces enfants, la maladie avait parcouru toutes les périodes à la fin du cinquième jour. Le neuvième, âgé de trois ans, dont le système glandu-
laire était plus développé, eut un peu de céphalalgie, de malaise général, et fut forcé de garder le lit.
Il était rétabli après onze jours.

Le virus varioloïdal fut inoculé à six enfants qui
portaient de belles cicatrices vaccinales. La varioloïde se déclara sur quatre d'entre eux et parcou-
rut toutes ses périodes. La même opération, faite
sur trois personnes qui avaient eu la variole, pro-
duisit une éruption varioloïdale.

Evidemment, si la varioloïde procédait de la
variole, l'opération faite sur des sujets varioleux
aurait manqué son effet. Si le vaccin préservait de
la varioloïde, les personnes vaccinées à qui le virus
varioloïdal fut inoculé n'auraient pas eu d'éruption.

Comme nous l'avons dit, il y a un moment où l'on peut confondre très facilement une éruption varioloïdale avec une éruption varioleuse. Ce qui prouve qu'on peut se tromper et être dans l'erreur de bonne foi, c'est que toutes les fois que l'Académie de médecine a nommé une commission pour reconnaître une éruption varioleuse sur un sujet vacciné, la commission a toujours constaté ou une varioloïde, ou une varicelle confluente; ce qui prouve, si tant est, que la variole se rencontre très rarement sur des sujets vaccinés, et ce qui devrait faire admettre, comme quelques médecins le pensent, que la varioloïde est une maladie à part dont on ne peut s'affranchir par la vaccine.

Enhardi par les contre-épreuves tentées autrefois par le comité de vaccine de Paris, mon père, le docteur Bonnet, osa en faire avec le virus de la variole. Ce virus fut inoculé par lui à six enfants sur lesquels il avait eu à observer la varioloïde. La variole s'est déclarée sur quatre de ces enfants. L'éruption a parcouru ses périodes.

La desquammation s'est opérée chez deux le vingt-cinquième jour; chez les deux autres, le vingt-sixième et vingt-septième jour. — Il inocula le même virus à neuf personnes qui avaient déjà eu

la variole ; il n'est survenu aucune apparence d'infection au lieu des piqûres où le travail inflammatoire a été nul.

Pour faire la contre-épreuve sur des sujets vaccinés, les expériences pouvaient se répéter en plus
grand nombre. — Il porta le virus de la variole
sur une grande quantité de sujets vaccinés par lui,
et sur lesquels il avait suivi dans le temps la marche de l'éruption vaccinale. — Il inocula ce virus
de la variole, à plusieurs jours d'intervalle, et dans
des lieux éloignés les uns des autres, sur trente-
sept sujets vaccinés. — La vaccination du plus âgé
remontait à quatre ans ; sur dix, elle remontait à
onze ans ; sur treize à huit ans ; sur sept à six ans,
et sur cinq à cinq ans. Sur ces trente sept sujets,
il n'a pu déterminer la variole. Sur cinq seulement,
il est survenu un peu d'irritation aux piqûres, et
cette irritation se dissipa dans l'espace de trois
jours. Du reste, chez ceux-ci comme chez les autres, absence de céphalalgie, de nausées et des autres symptômes généraux qui précèdent ou accompagnent une éruption varioleuse. Le virus
varioleux, ainsi que le virus varioloïdal, avaient
été introduits dans des tubes capillaires de la
même manière qu'on introduit le virus vaccin. Le

virus varioleux avait été introduit le cinquième
jour de l'éruption, et le virus varioloïdal le troisième.

Les expériences ainsi faites avec le virus varioleux, sur des individus qui avaient eu la varioloïde,
prouvent qu'on réussit très souvent à communiquer la variole à ces individus. Celles faites sur
des individus qui ont déjà eu la variole prouvent
qu'on ne peut la communiquer une seconde fois,
et celles faites sur des sujets vaccinés démontrent
qu'on ne réussit pas plus sur eux que sur ceux qui
ont eu la petite vérole. Toutes ces expériences
doivent fortifier la foi dans le vaccin.

Peut-on alors admettre que le vaccin préserve de
la varioloïde? Cela ne se peut. D'une part, les expériences relatées s'y opposent ; de l'autre, toutes
les éruptions varioloïdales observées par des médecins français et étrangers sur des sujets portant
de belles cicatrices vaccinales s'y opposent également. A coup sûr, si le vaccin eût préservé de la
varioloïde, comme il préserve de la variole, on
n'aurait pas remarqué tant d'éruptions de forme
varioleuse sur des sujets bien vaccinés; et M. Gendrin, après s'être expliqué en termes formels sur
cette maladie, aurait pu se dispenser de dire «qu'il

n'existe pas un cas de vraie variole sur un sujet bien vacciné. » Cette manière de voir cadre parfaitement avec la vérité ; mais dans sa bouche, c'est un raisonnement implicite que le vaccin ne garantit pas des autres éruptions de forme varioleuse qui ont, comme la varioloïde et la varicelle, de la ressemblance avec la variole.

On ne peut nier, en effet, que des individus bien vaccinés aient été atteints d'affections éruptives qui avaient quelque analogie avec la variole, et M. Gendrin est trop bon observateur pour n'avoir pas rencontré quelques-unes de ces maladies qu'il n'aura pas, bien certainement confondues avec la variole. Ce que nous faisons observer peut également s'appliquer à M. Bousquet, qui a toujours partagé la même manière de voir, et contre laquelle nous nous élevons.

Il nous appert qu'il est plus convenable et plus judicieux d'admettre que la variole n'a jamais atteint des sujets bien vaccinés, et que les éruptions de forme varioleuse qui ont fait croire à la variole, et qui ont fait supposer que le vaccin, après plusieurs transmissions, était impuissant et pouvait bien n'avoir qu'une vertu temporaire, et qui ont provoqué des bi vaccinations ; il nous appert, di-

sons-nous, que ces éruptions n'étaient que des varioloïdes.

Voilà un langage conséquent. Que peut-on re-
procher aux expériences relatées ? Eût-il été
nécessaire de faire des expériences d'un autre
genre ? Nous l'ignorons. On les voudrait peut-être
plus nombreuses. Nous pensons qu'elles sont en
nombre suffisant :

Concluons :

1° *Le vaccin a la vertu de préserver pour toujours de la variole l'individu bien vacciné* ;

2° *La varioloïde est une affection* sui generis
qui ne dérive point de la variole ;

3° *Le vaccin n'a ni une vertu temporaire ni
une vertu absolue pour anéantir le germe de la
varioloïde. Il n'a pas plus d'effet sur la varicelle.*

II.

Une question qui a occupé depuis longtemps des esprits sérieux, est de savoir si l'intensité des phénomènes locaux du vaccin a quelque relation avec la qualité préservative de la variole. Elle est venue d'un grand nombre de rapports contradictoires qui, au lieu d'éclairer ce sujet, n'ont fait que l'embrouiller.

Et d'abord, sait-on comment le vaccin préserve de la variole? Sait-on ce qui se passe dans le torrent circulaire au moment où il y est porté? On ne peut établir que des conjectures à cet égard ; pas autre chose. On sait très bien après combien de jours de l'inoculation du vaccin on peut être garanti de la variole ; on sait que c'est après cinq ou six jours.

Si l'on ignore comment le virus cow-pox préserve de la variole, et ce qu'il produit au moment où il est introduit dans l'économie, on ne devra pas être plus instruit sur l'effet que produisent les phénomènes locaux. Malgré la similitude qu'ont entre elles les pustules produites par le cow-pox et par la variole, on a les plus grandes raisons pour dire que ces deux maladies sont différentes. Le cow-pox peut être inoculé avec avantage à l'homme, tandis que la variole, quelque moyen que l'on emploie, ne peut être communiquée à la vache. On dit même que l'opération par laquelle on transmet le cow-pox naturel à l'homme ne réussit pas toujours. Lorsqu'il survient une éruption, elle est accompagnée d'une inflammation qu'on ne retrouve plus, disent ceux qui ont été assez heureux pour rencontrer le cow-pox, après plusieurs transmissions.

Nous ne pensons pas qu'on ait rencontré plus d'éruptions de forme varioleuse sur les personnes vaccinées dont l'inflammation a été moins considérable au lieu des piqûres que sur celles où l'inflammation a été des plus intenses.

Les rapports de l'Académie de médecine sur les vaccinations, nous font connaître que des vaccinateurs en très petit nombre, à la vérité, prétendent que les pustules vaccinales qu'ils obtiennent ne sont plus aussi larges et aussi profondément logées dans l'épaisseur de la peau qu'elles l'étaient quand ils ont pratiqué les premières vaccinations, et que les cicatrices ne sont plus aussi sensibles à l'œil ; qu'elles ne portent plus enfin le cachet indélébile qu'on rencontrait sur les premiers vaccinés. De là ils tirent la preuve, incontestable, disent-ils, que le vaccin s'est altéré avec le temps, et que c'est la cause pour laquelle on a observé tant d'éruptions de forme varioleuse sur des sujets vaccinés.

Pour peu que les pustules aient diminué même d'une manière imperceptible par suite des transmissions, il est évident que, depuis le temps qu'on parle de cette diminution, on ne devrait plus maintenant voir trace de pustules.

Les pustules vaccinales ne sont pas toujours aussi larges, c'est vrai ; mais cela ne dépend pas de l'affaiblissement du vaccin ; cela dépend de la constitution de celui qu'on vaccine. Chez un enfant malingre, débile, sur lequel l'éruption se fait avec difficulté, les pustules seront moins belles, et par contre, les cicatrices moins appréciables ; mais il se trouve néanmoins tout aussi bien préservé de la variole que celui qui porte des cicatrices plus belles que les siennes. Nous ne pensons donc pas que l'intensité des phénomènes locaux du vaccin ait aucune relation avec la qualité préservative de la variole.

Pour vacciner plusieurs fois une même personne, il faut qu'une première opération n'ait pas réussi, et encore, dans ce cas, il s'est trouvé des vaccinateurs qui ont assuré que des vaccinés sur lesquels l'éruption vaccinale n'avait pas eu lieu, avaient traversé des épidémies de variole, sans contracter cette maladie, et que c'était le vaccin qui les avait préservés. Nous ne rappelons pas les explications que ces vaccinateurs ont données à l'appui des faits qu'ils ont mis en avant. Leurs explications ne prouvent rien. On a vu, d'une part, des hommes vivre au milieu de toutes les épidémies de variole sans avoir été vaccinés, et cependant, mourir de la variole dans un âge très avancé ; de l'autre, des hommes arrivés à la plus longue vieillesse, mourir sans avoir eu dans le courant de leur vie aucune espèce d'éruption de forme varioleuse, et il est notoire que l'inoculation vaccinale qui n'est pas suivie d'éruption, ne peut préserver de la variole, et qu'elle doit être recommencée.

Est-il nécessaire de revacciner une seconde, une troisième fois et même davantage quand une première opération a réussi ?

Je lis dans les notes que m'a laissées mon père que 223 revaccinations pratiquées par lui dans le courant d'une seule année sur des individus vaccinés par lui, et quelques-uns depuis dix ans, qu'il n'a jamais vu survenir que des petites pustules disparaissant dans l'espace de deux à trois jours.

En s'adressant à des sujets récemment vaccinés, l'opération ne fut pas plus heureuse.

Si ces résultats ne concordent pas avec ceux de quelques vaccinateurs, je dis au moins qu'ils sont aussi l'expression des recherches de la majorité.

Peut-être, comme on peut le voir dans les écrits de médecins des plus honorables, arrive-t-on quelquefois à reproduire une véritable pustule vaccinale sur des sujets bien vaccinés ; mais c'est dans la proportion de 1 sur 1000. L'exception n'infirme pas la règle. On ne peut pas conclure d'après un fait isolé qu'il soit nécessaire de revacciner plusieurs fois. De même qu'on a rencontré des personnes ayant eu plusieurs fois la variole, de même aussi on peut rencontrer des personnes susceptibles de contracter plusieurs fois la vaccine. Qu'une première variole n'ait pas entièrement anéanti le germe, et que tel individu soit apte à le contracter de nouveau, cela peut, à la rigueur, se concevoir. Il en est de même pour l'inoculation du vaccin. Ce sont des faits isolés qu'on a constatés et qu'on a, par suite, cherché à expliquer. Il serait toutefois impossible d'en induire que le vaccin n'a qu'une vertu temporaire. Si l'on admettait ce principe que les revaccinations sont utiles, nécessaires et indispensables, on porterait le désordre dans tous les esprits. Les plus intrépides croyants sentiraient leur foi s'ébranler et, avec le soin que quelques médecins, rares il est vrai, ont de répéter qu'il y a des vaccins portant avec eux le germe de la syphilis, etc., on ne tarderait pas à voir avec le temps un très petit nombre de personnes qui feraient inoculer le vaccin à leurs enfants. Il faut encore dire que si ce principe était admis, il n'y aurait pas de raisons pour que toutes les populations ne fussent soumis annuellement à l'opération vaccinale.

Les médecins, qui proposent les revaccinations, et qui disent que le vaccin dégénère chaque jour par suite de transmissions, et qui proposent de revacciner ceux qui l'ont été il y a vingt-cinq ans, ne sont pas conséquents avec eux-mêmes. En effet, plus les revaccinations se rapprochent de la source, plus les individus, qui ont été vaccinés, doivent être certains de la préservation de la variole. Les revaccinations devraient moins réussir sur eux que ceux qui ont été vaccinés depuis longtemps. Il existe cependant la même préservation dans les deux cas.

Les médecins qui n'admettent pas que le vaccin.

perd de sa puissance par les transmissions, mais cependant qui proclament que sa vertu neutralisante sur la variole n'a qu'un temps, sont, je crois, comme les précédents, à côté de la vérité. En effet, tous les rapports qui ont été transmis de toutes les régions du globe où le cow-pox passe pour exister endémiquement, s'accordent à dire que les vachers qui ont contracté cette maladie, ont toujours été épargnées par la petite vérole.

Nous ne pensons pas que rien autorise à proposer des revaccinations pour un certain temps.

Les varioloïdes qu'on rencontre après une vaccination normale sont assez communes. Si l'on admettait, avec quelques médecins, que cette maladie a un type particulier et un caractère *sui generis*, comme nous croyons l'avoir démontré en établissant son parallèle avec celui de la variole, on serait amené à conclure que les revaccinations ne lui sont pas profitables. Si au contraire on en fait une maladie identique à la variole et qu'on la considère comme une petite vérole mitigée, ce en sera pas encore une raison pour qu'on conseille en son honneur les revaccinations. Sous quelque point de vue que nous envisagions la question, on ne doit point conseiller ces dernières. Le bien qu'elles pourraient produire, si tant est qu'elles en produisent, ne compenserait jamais le mal qu'elles feraient en désabusant tout le monde. Qu'on redouble d'ardeur et d'énergie pour faire comprendre à toutes les populations combien le vaccin est utile ; qu'on leur persuade bien que sa puissance pour prévenir la petite vérole est toujours absolue, et que ceux qui sont vaccinés aujourd'hui sont aussi certains d'être préservés que ceux qui l'ont été il y a quarante ans ; qu'on fasse bien comprendre que le vaccin ne porte avec lui aucun germe malfaisant, et que pris sur un scrofuleux, un syphilitique, etc., il ne communique rien de pernicieux ; que tout individu soit tenu d'avoir un certificat de celui qui l'a vacciné constatant le jour de la vaccine et la deuxième visite auquel le vacciné aura été soumis (pour constater la fièvre d'éruption). Quand on aura mis sérieusement à exécution les moyens que nous ne faisons que rappeler, puisque bien d'autres les ont recommandé avant nous ; quand surtout on sera certain que les enfants auront été visités deux fois et qu'on aura constaté la fièvre d'éruption, oh ! alors on ne trouvera plus tant de médecins qui verront des varioles sur des enfants bien vaccinés. Les bi-vaccinations seront dès lors considérées comme superflues ; le vaccin régénéré sera regardé comme une plaisanterie par les hommes de science, et le cow-pox rentrera dans ses droits en partie si injustement contestés.

Nous n'avons plus qu'un mot à dire avant de terminer. Nous nous adressons à ceux qui pensent qu'une première variole ou une première vaccination est insuffisante sur quelques sujets pour anéantir le germe de la variole. Vaccinez deux fois, dix fois..., tant que vous voudrez. L'opération en elle-même n'offre aucun inconvénient pour celui que vous y soumettez. Si vous obtenez des résultats, ils seront dans la proportion d'un sur cinq cents, et ils ne pourront contrebalancer l'effet moral fâcheux, si cette pratique était conseillée, puisqu'elle ne tendrait à rien moins qu'à détruire l'opinion favorable que le public a de la découverte de Jenner, opinion qu'on doit chercher par tous les moyens à fortifier.

Paris. Imprim. de Moquet, 92, rue de la Harpe.

www.ingramcontent.com/pod-product-compliance
Ingram Content Group UK Ltd.
Pitfield, Milton Keynes, MK11 3LW, UK
UKHW021009120726
13693UKWH00004B/1869